BEI GRIN MACHT SICH IHR WISSEN BEZAHLT

AF168044

- Wir veröffentlichen Ihre Hausarbeit,
  Bachelor- und Masterarbeit

- Ihr eigenes eBook und Buch -
  weltweit in allen wichtigen Shops

- Verdienen Sie an jedem Verkauf

Jetzt bei www.GRIN.com hochladen und kostenlos publizieren

Was ist Spielen? Darstellung anhand der Sportart Indiaca

Charly Waletzki

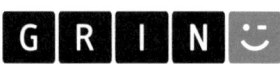

Bibliografische Information der Deutschen Nationalbibliothek:

Die Deutsche Nationalbibliothek verzeichnet diese Publikation in der Deutschen Nationalbibliografie; detaillierte bibliografische Daten sind im Internet über http://dnb.d-nb.de abrufbar.

ISBN: 9783346416179
Dieses Buch ist auch als E-Book erhältlich.

Druck und Bindung: Books on Demand GmbH, Norderstedt Germany
Gedruckt auf säurefreiem Papier aus verantwortungsvollen Quellen

Das vorliegende Werk wurde sorgfältig erarbeitet. Dennoch übernehmen Autoren und Verlag für die Richtigkeit von Angaben, Hinweisen, Links und Ratschlägen sowie eventuelle Druckfehler keine Haftung.

Das Buch bei GRIN: https://www.grin.com/document/1021844

Philipps-Universität Marburg

FB 21: Institut für Sportwissenschaft und Motologie

Modul: Grundthemen des Bewegens - Spielen

Wintersemester 2020/21

Hausarbeit

Was ist Spielen? – Darstellung anhand der Sportart Indiaca

Charly Waletzki

Abgabetermin: 29.03.2021

Lehramt L3

Fächer/Semester: Sport/1, PoWi/3

Inhaltsverzeichnis

I Abbildungsverzeichnis

1   Einleitung

Das Spiel gilt sowohl für Erwachsene als auch für Kinder als ein vertrautes Phänomen. Während Kleinkinder bereits mit Spielsachen spielen, spielen ältere Kinder auch mit anderen Kindern unter anderem in einer Phantasiewelt, in der sie verschiedene Rollen einnehmen und sich vorstellen, jemand anderes zu sein:

> „Im Spiel bestätigt das Kind nicht die Erwachsenenwelt (wie dies von den Pädagogen gewünscht wird), sondern schafft sich seine eigene, indem es die Objekte der Umwelt so verwendet und wahrnimmt, dass sie zu einem Spiel taugen. Dahinter steckt nicht der Erwerb angesonnener Fähigkeiten und Kenntnisse, sondern das Erlernen von Potenzialitäten: von möglichen Fähigkeiten für mögliche Situationen." (Fritz, 1993, S. 129)

So spielt das Spiel(en) auch eine entscheidende Rolle im Schul- oder Sportunterricht. Mit zunehmendem Alter entwickelt sich das Verständnis vom Kinderspiel zum Sportspiel (vgl. Heimlich, 2001, S. 16). Gerade im Sportunterricht wird häufig von spielerischem Lernen gesprochen. Das spielende Lernen, Üben und Trainieren fördern die Aneignung von Fähigkeiten und Fertigkeiten. Der spielerische Umgang mit etwas, mit Sportgeräten und Medien der Bewegung, wird häufig als erster methodischer Schritt „auf dem Weg zu den Zielen des Sportunterrichts" (Dietrich, 1980, S. 13) angesehen.

Aufgrund der hohen Attraktivität von Spielen im Sportunterricht soll das Spielen in dieser Arbeit der Hauptgegenstand sein und anhand einer Sportart verdeutlicht werden. So erhält die Arbeit den Titel „Was ist Spielen? – Darstellung anhand der Sportart Indiaca". Zu Beginn wird der Begriff Spielen deshalb in Kapitel 2 ausführlich erläutert. Nachdem die allgemeine Bedeutung von Spiel und Spielen sowie dessen Merkmale herausgearbeitet wurden, wird näher auf das Spielen im schulischen Kontext eingegangen. Anschließend wird die Grundcharakteristik von Spielen beschrieben und weiterhin werden verschiedene Kategorien vorgestellt, in die Spiele eingeordnet werden.

Anschließend wird das Spiel „Indiaca" als Beispiel herangezogen und auf seine spielerischen Elemente untersucht. Dieses wird ausführlich beschrieben und anschließend in die möglichen Kategorien von Spielen eingeordnet. Abschließend wird der Spielgestaltungsprozess in seinen Grundzügen dargestellt und auf das Indiaca-Spiel übertragen. Im Fazit werden die wissenschaftliche Arbeit und ihre Inhalte rückwirkend betrachtet und reflektiert.

In dieser Arbeit wird aus Gründen der besseren Lesbarkeit das generische Maskulinum verwendet. Weibliche und anderweitige Geschlechteridentitäten werden dabei ausdrücklich mitgemeint, soweit es für die Aussage erforderlich ist.

2   Was ist Spielen?

Zunächst wird der Begriff Spielen im Zentrum der Arbeit stehen. Anhand von Definitionen werden die zentralen Merkmale von Spielen herausgearbeitet und dargestellt. Anschließend wird das Spielen im schulischen Kontext betrachtet, d.h. wie Spiele im Sportunterricht integriert sind oder diesen gestalten.

2.1   Spielen allgemein

Der Begriff Spiel oder Spielen wird in unterschiedlichen Bereichen und mit individuellen Intentionen verwendet, sodass auch mehrere Definitionen von Spielen herangezogen werden müssen. Gemeinsam haben alle Definitionen und Erklärungen jedoch, dass sie das „Spielen" als etwas Freies und Unverbindliches bezeichnen (vgl. Fritz, 1993, S.13). Dies wird unter anderem bei Huizinga deutlich, welcher das Spielen als freiwillige Handlung oder Beschäftigung beschreibt,

> „die innerhalb gewisser festgesetzten Grenzen von Zeit und Raum nach freiwillig angenommenen, aber unbedingt bindenden Regeln verrichtet wird, ihr Ziel in sich selbst hat und begleitet wird von einem Gefühl der Spannung und Freude und einem Bewußtsein des „Andersseins" als das ‚gewöhnliche Leben" (Huizinga, 1991, 148).

Das Spielen wird im weiteren Sinne als eine übergeordnete Kategorie wahrgenommen, welche „eine typische Form des Weltzugangs darstellt und gleichsam den Prototyp einer ästhetischen Bewegungspraxis markiert" (Bietz & Böcker, 2008, S. 92). Es handelt sich demnach beim Spielen um eine Verhaltensweise, „die in einem selbst gesetzten Sinnrahmen vollzogen wird und eigene Spielwirklichkeiten hervorbringt, die in sich geschlossen" (vgl. ebd.) und somit selbstreferenziell sind. Grundlegend steht der Aufbau eines Spannungsverhältnisses zwischen Gegebenem und Möglichem sowie Realität und Fiktion im Zentrum des Spiels. Das Spielen wird an dieser Stelle mit einem riskanten und experimentierenden Umgang mit individuellen und kulturellen Möglichkeitsgrenzen verknüpft. Auch Callois' Verständnis von Spielen weist ähnliche Merkmale auf. Er versteht das Spiel als freie, vom Alltag abgetrennte und im Ausgang ungewisse Betätigung sowie als unproduktive Tätigkeit, welche sowohl geregelt als auch fiktiv sein kann (vgl. Callois, 1991, S. 160ff.).

Die aufgeführten Definitionen und Autoren verdeutlichen, dass das Spielen unterschiedlich wahrgenommen wird und verschiedene Merkmale eine zentrale Rolle spielen. Vor allem die Freiwilligkeit und die Fiktion des Spielens werden wiederholt aufgegriffen und das Spielen wird dabei immer wieder als Tätigkeit aufgefasst. So beinhaltet die ursprüngliche Wortbedeutung von Spiel eine „thätigkeit, die man nicht um des resultats oder eines praktischen zweckes willen, sondern zum zeitvertreib, zur unterhaltung und zum vergnügen übt" (Grimm, 1854, S. 1983; zit. nach Heimlich, 2001, S. 20). Unterschieden wird in diesem Bereich weiterhin das Spiel als Erfahrung in der Wirklichkeit durch John Dewey und das Spiel als eine fiktive Situation

3

durch Lev S. Vygotskij. Nach Dewey wird das Spiel als Erfahrung in der Wirklichkeit beschrieben und „soll keineswegs als Zeitvertreib oder zur Erholung eingesetzt werden. Vielmehr hat es nach Dewey eine eminent wichtige soziale und kognitive Funktion" (Heimlich, 2001, S. 21). Den Ausführungen zufolge wird die Auseinandersetzung mit etwas mit der Entstehung der Vertrautheit mit dem Gegenstand verknüpft, sodass das Spielen als zweckgerichtete Tätigkeit beschrieben wird, wobei der Schwerpunkt auf der Tätigkeit selbst liegt (vgl. ebd.). Vygotskij hingegen fasst das Spiel als fiktive Situation auf, sodass das Spiel als eine Tätigkeit in keiner realen Situation, sondern in einer vorgestellten und fiktiven Situation definiert wird.

Auch Professor Dr. Ulrich Heimlich hat sich mit den Merkmalen des Spiels beschäftigt und bezieht sich in seinen Ausführungen auf den amerikanischen Sozialpsychologen Joseph Levy (vgl. ebd., S. 28). Er unterscheidet drei ausschlaggebende Kriterien, die eine Eingrenzung ermöglichen, unter welchen Bedingungen von Spiel oder Spielverhalten gesprochen werden kann oder nicht. Die drei Merkmale sind intrinsische Motivation, Phantasie und Selbstkontrolle (vgl. ebd.). Zentral ist zunächst die intrinsische Motivation, wobei die Tätigkeit aus einem inneren Antrieb oder aus inneren Motiven heraus erfolgt. Phantasie ist nach Heimlich das zweite Kriterium, da beim Spielen sowohl Alltag als auch Realität in den Hintergrund rücken und die Phantasie und Kreativität eine zentrale Stellung einnehmen. Das beschriebene Spannungsverhältnis von Gegebenem und Möglichen sowie Realität und Fiktion kommt an dieser Stelle besonders gut zur Geltung. Die Selbstkontrolle wird von Heimlich als letztes Merkmal aufgeführt. Diese hängt auch mit der intrinsischen Motivation zusammen und umfasst das Maß an Selbstbestimmung und Unabhängigkeit von Fremden oder externen Instanzen. Wo Heimlich die Grenze zwischen Spielverhalten und keinem Spielverhalten setzt, ist an der unten aufgeführten Abbildung zu erkennen. Diese verweist zudem noch einmal auf die entscheidenden Merkmale.

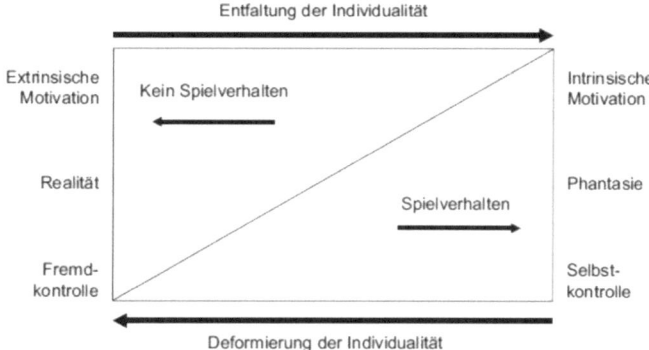

Abbildung 1: Merkmale der Spieltätigkeit.

(Levy, 1978, S.19)

2.2 Spielen in der Schule

Wird das Spielen im Unterricht oder werden Spiele allgemein betrachtet, so ist zu beobachten, dass diese nicht nur durch die Tätigkeit des Spielens gestaltet werden. Viel mehr gelten koordinative Fähigkeiten, spielspezifische Fertigkeiten und Regelkenntnisse als Voraussetzungen für ein gelingendes oder überhaupt Zustande kommendes Spiel. Bietz und Böcker zufolge gilt es als unausweichlich, vor dem eigentlichen Spiel technisch-taktische Elemente des Spiels „meist isoliert in vereinfachten Situationen" einzuüben (vgl. Bietz & Böcker, 2009, S. 79). Demnach spielt die Frage der Vermittlung von Spieltechniken und Fertigkeiten im Schulunterricht eine entscheidende Rolle. Diese unterscheiden sich zwischen den Jahrgangsstufen und Lernniveaus der Schüler. Wichtig ist die Vorbereitung durch die Aneignung der wesentlichen Elemente des Spiels, sodass im Unterricht vor allem sogenannte Vorübungen, welche sich jeweils nur auf ein individuelles und einzelnes Merkmal des Spiels konzentrieren, ausgeführt werden und die Grundlage für das Spielen bilden. Wurden die einzelnen Bewegungs- und Handlungsabläufe auf Seiten der Schüler genügend erprobt und geübt sowie notwendige Fertigkeiten erlernt, so kann das eigentliche Spielen erfolgen. Das Spiel wird somit dem Ende einer Unterrichtseinheit zugeordnet.

Aus den erlernten Fähigkeiten und Übungsschritten wird eine sogenannte Spieltechnik entwickelt, welche als optimal und als Mustervorgehen angesehen wird. Diese normativen Bewegungsabläufe und vorgegebenen Übungstechniken werden jedoch immer häufiger kritisiert, da das beschriebene Unterrichtsgeschehen als vorprogrammiert und vorgeformt gilt (vgl. ebd.) und diese geschlossene Unterrichtsform in Widerspruch zu den zentralen Bildungs- und Erziehungskonzepten von Schule stünde (vgl. ebd., S. 80). Nach den Bildungs- und Erziehungskonzepten stehen vor allem die Förderung von Selbstständigkeit und Selbstbestimmung der Schüler im Vordergrund, welche sich jedoch unter streng vorgegebenen Techniken nicht sonderlich fördern lassen, da die Schüler in ihrem Handeln unter solchen Umständen eher eingeschränkt sind. Demnach werden deutlich offenere Herangehensweisen an Sportarten (vgl. ebd.) gefordert sowie gewünscht, dass „Lehrer und Schüler auf die Orientierung am ‚idealtypischen' Bewegungsablauf endlich verzichten" (Göhner, 1979, S. 13).

Die vorgegebenen Übungsformen werden jedoch bevorzugt angewendet, da sie die Sportarten wahrheitsgetreu abbilden und der Gefahr, falsche Bewegungsmuster auszubilden, sowie möglichen Lasten in der Lerneffizienz entgegenwirken (vgl. Bietz & Böcker, 2009, S. 80).

Zu sehen ist, dass sich die Merkmale der Freiwilligkeit und Selbstbestimmung des Spielens im Widerspruch mit dem Zwang und der Ausführung der vorgegebenen Übung stehen. Auch die Annahme, dass das Spiel zweckfrei erfolgt, entspricht nicht der Vorbereitung durch die Aneignung der wesentlichen Elemente des Spiels. Entscheidend ist es also, einen Mittelweg zu finden, der die Selbstständigkeit der Schüler fördert, ohne dass mögliche falsche Bewegungsmuster ausgebildet werden, sodass das Spiel in seiner Ganzheit erlernt und auch gespielt werden kann. So kommt auch Hoppe zu dem Entschluss, dass es prinzipiell möglich sein muss „Spielvorgänge ihrem Inhalt nach so zu gestalten, daß sie zugleich als Mittel zur Erreichung bestimmter Lern- bzw. Verhaltensziele wirksam werden können" (Hoppe, 1979, S. 173).

3   Grundcharakteristik des Spielens

Wie bereits beschrieben, weist das Spiel(en) bestimmte Merkmale auf, die für das Konstrukt typisch sind. So haben sich auch im Laufe der Zeit bestimmte Charakteristika entwickelt, anhand derer das allgemeine Spiel differenzierter betrachtet werden kann. Folglich bilden sich die verschiedenen Kategorien „Spielen mit etwas", „Spielen als etwas" und „Spielen um etwas" heraus. Dabei wird jede Form unterschiedlich gespielt und ist auch dem Lebensalter angepasst. So spielen Kinder zum Beispiel häufig „mit" und „als etwas", wobei Erwachsene meist eher „um etwas" spielen. Das Spielen wird dabei als eine besondere Art der Auseinandersetzung mit der Umwelt herausgestellt und die Erfahrungen, die die Spielenden machen, hängen davon ab, mit welchen Ausschnitten der Umwelt sie sich auseinandersetzen (vgl. Dietrich, 1980, S. 17). Die drei Grundcharakteristika des Spielens werden folgend näher erläutert.

3.1   Spielen mit etwas

Geschicklichkeits-, Umgangs- und Funktionsspiele zählen zu der Betätigungsweise „Spielen mit etwas" (vgl. ebd., S. 14). Dabei handelt es sich um die Auseinandersetzung mit Objekten oder auch mit dem eigenen Körper, sodass die Umweltbewältigung zentral ist. Grundlegend geht es beispielsweise bei Kleinkindern darum, sich mit Gegenständen und Objekten auseinanderzusetzen und diese kennenzulernen. Kinder nehmen dabei nicht nur das äußere Erscheinungsbild war, sondern erproben auch den Zweck des Gegenstands. Es werden überwiegend materiale und motorische Erfahrungen gewonnen, sodass im Sportunterricht vornehmlich die motorischen Erfahrungen als wertvoll wahrgenommen und im Spiel- und Sportunterricht kultiviert werden (vgl. ebd., S. 17). Spiele werden dabei so erlernt, dass sich in immer wiederkehrenden Situationen motorische Fähigkeiten der Objekt- und Umweltbewältigung entwickeln (vgl. ebd.). Die Exploration ist beim „Spielen mit etwas" von großer Bedeutung, da eine spielerische Auseinandersetzung mit der Umwelt zentral ist (vgl. ebd., S. 14). Hierbei wird an Erfahrung gewonnen. Trotzdem bestehen Unterschiede zwischen Exploration und Spiel, da die Exploration von der Umwelt abhängig ist und das Spiel nicht. Das Spiel ergibt sich aus dem motorischen Umgang mit der gegenständlichen Umwelt, da eine Fertigkeit herausgelöst und in einen neuen spannungserzeugenden Handlungszusammenhang gestellt wird (vgl. ebd.).

3.2   Spielen als etwas

Bei dem „Spielen als etwas" handelt es sich um Darstellungs-, Rollen- und Imitationsspiele. Diese Art von Spielen wird bereits im frühen Kindesalter gespielt und fördert die Phantasie und sprachliche Auseinandersetzung. Dabei wird eine reale Situation imitiert und spielerisch nachgestellt. Das Spiel entsteht dadurch, dass eine überschaubare und in sich abgerundete soziale Situation als ganze nachgestaltet wird (vgl. ebd., S. 15). Die Spielsituation wird selbst geschaffen und gestaltet, indem räumliche Gegebenheiten gestellt, Materialen und Verkleidungen organisiert sowie verschiedene Rolle eingenommen werden. Dadurch wird eine optimale fiktive Wirklichkeit erschaffen. Dementsprechend werden auch Regeln und Kriterien festgelegt. Sportspiele fallen jedoch nicht unter den Spielcharakter des „Spiel als etwas", obwohl sich Kinder beim Spielen oft an Regeln und Rahmenbedingungen einer Sportart orientieren. So zum Beispiel bei dem Mädchenspiel eines Reitturniers, bei dem die Mädchen ein Reitturnier nachahmen und verschiedene Rollen einnehmen. So fühlen und verhalten sich die Mädchen in dem einem Moment wie Pferde, während sie im anderen Moment die Rolle des Reiters oder Zuschauers verkörpern. Das bekannte Rollen- und Kinderspiel „Mutter-Vater-Kind" ist ein weiteres gutes Beispiel für ein „Spiel als etwas" (Dietrich, 1980, S. 15). Da die Spielenden nicht der Realität begegnen, so wie sie ist, sondern eher einer fiktiven und durch die Phantasie gestaltete Realität, wird auch von einer Scheinwelt gesprochen, in der sich die Kinder während des Spiels befinden. Wichtig ist abschließend außerdem, dass die Spielenden nur so tun „als ob" und eine oder mehrere Rollen einnehmen (vgl. ebd., S. 17), die nicht unbedingt ihrer Persönlichkeit entsprechen.

3.3   Spielen um etwas

Das zentrale Merkmal von Wettspielen, Kampfspielen und den bekannten Sportspielen ist, dass immer „um etwas" gespielt wird. Es handelt sich dabei um organisierte Sportspiele, bei denen die Spielenden versuchen besser als andere zu sein (vgl. ebd., S. 15). Dabei gibt es entscheidende Maßstäbe, die objektiv Erfolgreiche von weniger Erfolgreichen unterscheiden. Die Maßstäbe können neben körperlichen Ausprägungen auch Bewegungsabläufe wie das Fangen oder Abwerfen von Spielgegnern sowie das Erzielen von Toren sein (vgl. ebd.). Die Gütemaßstäbe, an denen der Miss-/Erfolg gemessen wird, ist in den Sportarten demnach unterschiedlich ausgeprägt. Das „Spielen um etwas" ist außerdem durch ständig variierende Situationen und das Unvorhersehbare durch beispielsweise unerwartete Spielzüge oder angestrebte Punktestände gekennzeichnet. Nicht nur das eigene Handeln wirkt sich dabei auf den Verlauf des Spiels aus, sondern auch das Verhalten der Gegenspieler.

Das „Spielen um etwas" wird durch Regeln eingegrenzt, um Fairness zu gewährleisten und Spannung zu erzeugen. Sie sind jedoch im Vergleich zu dem „Spielen mit etwas" und dem „Spielen als etwas" weniger selbstbestimmt (vgl. ebd.). Ein zentrales Merkmal des „Spielen um etwas" ist der soziale Kontext. Im Mittelpunkt steht nicht unbedingt der Sport, sondern auch der Anlass, um den sich eine zumeist größere Gruppe von sozialen Aktivitäten gruppiert. Das „Spielen um etwas" unterscheidet sich zudem deutlich von dem „Spielen als etwas", da hier keine Realität fiktiv abgebildet wird. Sichtbar werden jedoch einige Prinzipien nachgestaltet, die auch im gesellschaftlichen Leben allgemein gelten; dazu zählen unter anderem Konkurrenz, Überbietung und Machtübung (vgl. ebd., S. 17). Abschließend ist noch zu erwähnen, dass bei dieser Spielbetätigung deutlich wird, dass das Spielen in diesem Fall auch immer ein Spielen mit anderen ist.

4 Indiaca – Kern des Spiels

Bei Indiaca handelt es sich um ein schnelles und dynamisches Rückschlagspiel zwischen zwei Mannschaften. Das Spielgerät ist die Indiaca, welches mit der Hand über ein gespanntes Netz gespielt wird, sodass es vom gegnerischen Team nicht mehr regelgerecht zurückgespielt werden kann. Im Feld werden von den Spielern verschiedene Positionen eingenommen und während des Spiels gewechselt. Die Fehler einer Mannschaft werden der anderen Mannschaft jeweils als Punkt angerechnet. Letztendlich gewinnt die Mannschaft, „die in einem Spiel zuerst zwei Gewinnsätze je mit 25 Punkten erreicht hat oder bei Turnieren mit Zeitspiel am Ende der Spielzeit mehr Punkte hat" (CVJM, 2018, S. 3).

4.1 Aufbau des Spiels

Das Spiel findet auf einem Spielfeld in rechteckiger Form von 16 x 6,10 Metern statt, wobei dessen Grenzen durch deutliche Linien auf dem Boden bestimmt werden (vgl. ebd.). Das Spielfeld ist durch eine Mittellinie in zwei gleich große Mannschaftsfelder geteilt. Wichtig ist, dass die Grundlinien und Seitenlinien zum Spielfeld gehören, sodass die Indiaca, auch wenn sie am Ende eines Wurfs die Linie berührt, im Feld gelandet ist und somit einen Spielpunkt erzielt. Das Spielfeld wird außerdem in einen Angriffsraum, einen Rückraum und einen Aufschlagraum aufgeteilt, wie auch in der unten aufgeführten Abbildung (Abbildung 2) zu erkennen ist.

Über der Mittellinie wird ein Netz gespannt, welches das Spielfeld in die beiden Mannschaftsfelder aufteilt. Die Maschenweite des Netzes beträgt höchsten 5 x 5 Zentimeter (vgl. ebd.). Das Netz sollte außerdem eine Breite von mindestens 6,30 Metern und eine Maschenhöhe von 0,50 Metern aufweisen (vgl. ebd.). Die Netzhöhen unterscheiden sich hinsichtlich Alter und Geschlecht der Spielenden. So spielen beispielsweise Damen bei einer Netzhöhe von 2,20 Metern, Herren bei einer Netzhöhe von 2,35 Metern und Mixed-Teams bei einer Netzhöhe von 2,30 Metern (vgl. ebd.).

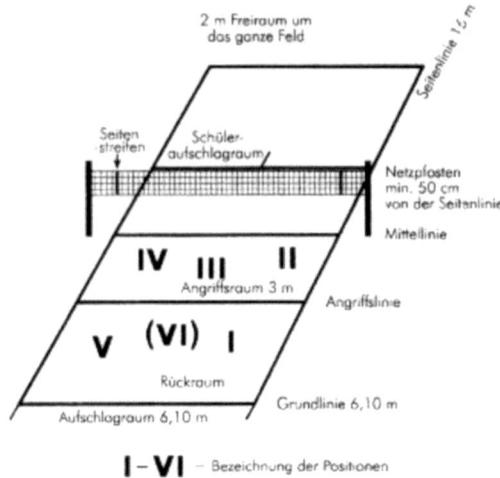

Abbildung 2: Spielfeldskizze.

(CVJM, 2018, S. 11)

Bei dem Spielgerät handelt es sich, wie der Name des Spiels verrät, um die Indiaca. Die Indiaca ist ein 25 Zentimeter großer Feder- oder Handschlagball mit einem Durchmesser von 7 - 8 Zentimetern und einer Dicke/Stärke von 3 Zentimetern (vgl. Weisenburger, 2004, S. 2f.). Sie ist ein flaches, gelbes Schaumstoff-Kissen, das zur Stabilisierung der Flugbahn mit vier großen, roten Puten-Federn versehen ist. Dadurch wird gewährleistet, dass der Ball immer schlaggerecht mit dem gepolsterten Boden voran auf den Mitspieler oder Gegner gespielt wird (vgl. ebd.). Die Indiaca wird vor dem Spielbeginn auf einen einwandfreien Zustand geprüft und kann bei Bedarf während des Spiels ausgetauscht werden.

Wie bereits erläutert, handelt es sich bei dem Spiel um zwei gegeneinander spielende Mannschaften. Die Mannschaften sind jeweils mit fünf Spielern aufgestellt. Einzelne Mitspieler können während des Spiels ausgewechselt werden, wobei der ausgewechselte Spieler den Satz oder die Spielhälfte dann außerhalb des Feldes verbringen muss (vgl. CVJM, 2018, S. 4). Erst zur nächsten Halbzeit oder im nächsten Satz darf derjenige wieder eingesetzt werden. Insgesamt dürfen pro Satz/Halbzeit zwei Spieler ausgewechselt werden. Die Mannschaften sind außerdem mit einem Spielführer ausgestattet und tragen einheitliche Trikots.

4.2 Ablauf des Spiels

Der Ablauf des Spiels wird durch die Art des Spiels bestimmt. Die Ausschreibung regelt, ob nach Sätzen oder auf Zeit gespielt wird, sodass auch von einem Satzspiel und einem Zeitspiel gesprochen wird (vgl. ebd.). Handelt es sich bei dem Spiel um ein Satzspiel, dann werden zwei

9

Gewinnsätze gespielt. Um von einem Satzgewinn sprechen zu können, muss die Mannschaft 25 Punkte erreicht haben, wobei ein Unterschied von mindestens zwei Punkten vorhanden sein muss. Nach jedem Satz werden die Spielfeldseiten gewechselt und es kann eine neue Aufstellung eingenommen werden. Ist nach zwei Sätzen noch kein Sieger festzustellen, so folgt ein dritter Entscheidungssatz, bei dem, nachdem eine Mannschaft 13 Punkte erreicht hat, ein Seitenwechsel vorgenommen wird. Handelt es sich bei dem Spiel hingegen um ein Zeit-spiel, so wird auf Zeit gespielt und die Spieldauer beträgt maximal 2 x 10 Minuten. Ist die erste Hälfte der Zeit abgelaufen, so wird ein Seitenwechsel vorgenommen. Ist nach der abgelaufe-nen Zeit noch kein Sieger festzustellen, so kann eine Verlängerung von mindestens 2 x 3 Minuten vorgenommen werden. Wenn dann immer noch kein Sieger feststeht, wird solange weitergespielt, bis eine Mannschaft mit zwei Punkten führt (vgl. ebd.).

Vor Beginn des Spiels losen die Spielführer mit dem Schiedsrichter die Spielfeldseite und den Aufschlag aus, sodass der Gewinner eines von beiden wählen kann. Wie in Abbildung 2 zu sehen ist, sind im Spielfeld verschiedene Positionen gekennzeichnet, welche von den Spielern eingenommen werden. Der Aufschlag wird von dem hinteren rechten Spieler (Position I) hinter der Grundlinie im Aufschlagraum ausgeführt (vgl. Weisenburger, 2004, S. 9). Die Indiaca wird mit einer Hand gehalten und mit der anderen Hand über das Netz in das gegnerische Feld gespielt. Der Aufschläger muss bei dem Aufschlag mit seinen Füßen fest den Boden berühren (vgl. CVJM, 2018, S. 6). Die anderen Spieler müssen während des Aufschlags deutlich er-kennbar ihre Positionen im Spielfeld eingenommen haben und dürfen diese erst verlassen, nachdem der Aufschläger den Aufschlag vollendet hat. Das Aufschlagrecht erhält immer die Mannschaft, die nach dem Fehler der gegnerischen Mannschaft einen Punkt erhalten hat. Bei jedem Wechsel des Aufschlagrechts rotiert die Mannschaft um eine Position im Uhrzeigersinn, bevor der nächste Aufschlag erfolgt. Bei einem Rotationsfehler erhält die gegnerische Mann-schaft einen Punkt und das Aufschlagrecht. Wie weiterhin an Abbildung 2 zu erkennen ist, gibt es neben fünf verschiedene Positionen. Die Rückraumspieler auf den Positionen I und V gelten als Verteidigungsspieler. Die Netzspieler auf den Positionen II, III und IV hingegen gelten als Angriffsspieler. Die Verteidigungsspieler dürfen den Angriffsraum auch betreten, allerdings die Indiaca von dort aus nicht ins gegnerische Feld spielen (vgl. ebd.).

Nun kann der Spielvorgang noch etwas genauer beschrieben werden. Die Indiaca darf bis zu dreimal auf der eigenen Netzseite gespielt werden, anschließend muss sie in das gegnerische Feld geschlagen werden (vgl. Weisenburger, 2004, S. 8). Ein sogenannter Abwehrblock zählt dabei nicht als Berührung (vgl. CVJM, 2018, S.7). Dieser liegt vor, „wenn ein Spieler zum deutlichen Zweck der Abwehr beide Hände über die Netzkante hebt und dabei die Indiaca berührt" (ebd.). Der Block muss in Richtung Netz und Gegner statisch erfolgen, damit die Be-rührung als Abwehrschlag gezählt werden kann. In der Regel wird die Indiaca nur mit einer Hand gespielt, außer bei der Annahme eines gegnerischen Angriffsschlags (vgl. ebd.). Die

Indiaca darf von einem Spieler nicht zweimal hintereinander berührt werden, außer nach einem Block. Grundlegend darf die Inidiaca nur mit den Händen, dem Unterarm und dem Ellbogen gespielt werden. Demnach wird jede andere Körperberührung als Fehler gewertet (vgl. ebd.). Die Indiaca muss von den Spielern über das Netz innerhalb der beiden Antennen gespielt werden und darf das Netz berühren, außer beim Aufschlag (vgl. ebd.). Jeder Fehler des Gegners wird als Punktgewinn für die eigene Mannschaft gewertet und bewirkt den Erhalt des Aufschlagrechts. Bei den Fehlern wird zwischen einfachen Fehlern und Doppelfehlern unterschieden. Ein einfacher Fehler besteht beispielsweise darin, dass die Indiaca den Boden im eigenen Feld berührt oder unter dem Netz hindurch geschlagen wird (vgl. ebd., S. 8). Als Doppelfehler hingegen zählt, wenn Spieler von beiden Mannschaften gleichzeitig einen Fehler begehen, beispielsweise durch den Übertritt einer Linie und der Netzberührung. Außerdem wird das Spiel von einem Schiedsrichter geleitet, der die alleinige Entscheidungsgewalt über die Vergabe von Strafen und Fehlern hat (vgl. ebd., S.9). Das Spiel wird insgesamt nach den bestehenden Regeln und Tabellenauswertungen bewertet und so auch die siegende Mannschaft ermittelt.

4.3 Einordnung des Spiels in eine Spielkategorie

Grundlegend handelt es sich bei der Sportart Indiaca um das „Spielen mit etwas", da das Spielgerät Indiaca zentral ist und Schüler und Sportler mit der Indiaca agieren. In dem Spiel Indiaca wird jedoch auch deutlich, dass es sich um ein Wettkampfspiel handelt, bei dem zwei Mannschaften gegeneinander antreten, konkurrieren und sich überbieten wollen. Dies sind zentrale Merkmale des „Spielen um etwas", da die Mannschaften jeweils versuchen, besser als die andere zu sein und zu gewinnen. Bei Indiaca handelt es sich somit auch um ein organisiertes Sportspiel, bei dem Maßstäbe und festgesetzte Regeln eine Rolle spielen und das Spiel arrangieren. Dadurch wird Fairness gewährleistet und außerdem eine Wertungsbasis geschaffen. Der entscheidende Maßstab, welcher die Gewinner- von der Verlierermannschaft unterscheidet, ist die erreichte Punktzahl, die sich durch Spielfehler der Mannschaften ergeben. Das „Spielen um etwas" ist außerdem sowie auch Indiaca durch ständig variierende Situationen und das Unvorhersehbare gekennzeichnet. Dazu zählen unerwartete Spielzüge eines Mitspielers oder der gegnerischen Mannschaft sowie mögliche Verletzungen, fehlerhafte Aufschläge etc. Nicht nur das eigene Handeln wirkt sich dabei also auf den Verlauf des Spiels aus, sondern auch das Verhalten der Gegenspieler. Auch bei diesem Spiel wird deutlich, dass das Spielen auch immer ein Spielen mit anderen ist. Das Spiel Indiaca ist folglich eindeutig dem „Spielen um etwas" zuzuordnen.

5   Spielgestaltungsprozess

Im Spielunterricht muss neben der Vermittlung einer speziellen Spielfähigkeit für bestimmte Spiele in einer Spielgruppe die Initiierung des Prozesses der gemeinschaftlichen Spielgestaltung im Vordergrund stehen (vgl. Bietz & Böcker, 2009, S. 94). Dabei sollen die Schüler und Spieler darin gefördert werden, ein funktionierendes Spiel hervorbringen zu können. Dafür müssen die Spiele in ihren komplexen Sinnbezügen erfasst werden, denn

> „nur wenn die Besonderheiten spielerischen Wetteiferns, spezifischer Spielideen, grundlegender Spielaufgaben und deren technisch-taktischen Lösungsmöglichkeiten als komplexer Zusammenhang im Rahmen konkreter sozialer Interaktionsbedingungen erfasst werden, kann die typische Sinnhaftigkeit" (vgl. ebd.)

überhaupt erschlossen werden. Ein didaktischer Umgang mit den Spielregeln wird als erforderlich angesehen (vgl. ebd.).

Die Spielgestaltung stellt ein komplexes Handlungsgeschehen dar, welches sich durch einen vielfältigen Prozess zieht. Bei dem Prozess sind vier idealtypische Schritte von Relevanz: die Spielinitiierung, die Spielanpassung, die Weiterentwicklung, die Intensivierung von Spielbedingungen und die Variation von Spielbedingungen und Spielideen (vgl. ebd.). Mit der Spielidee hängt die Festlegung konstitutiver Regeln und dessen Verwirklichung im Spiel zusammen. Diese gewährleisten ein funktionierendes Spiel. Das Spiel und dessen Regelwerk müssen außerdem an die spezifischen Voraussetzungen und Bedürfnisse der Spielgruppe angepasst sein, um Ergebnisoffenheit, Chancengleichheit, Spannung und Spielfluss als Grundbedingungen eines funktionierenden Spiels zu sichern und den Mitspielern die Möglichkeit zu bieten, sich produktiv am Spielprozess beteiligen zu können (vgl. ebd.). Bekanntlich müssen aufgrund Veränderungen und Entwicklungen in den Möglichkeiten und Bedürfnissen der Spielgruppe Regelveränderungen und -anpassungen erfolgen (vgl. ebd.). Das Regelwerk muss dabei nicht unbedingt verändert werden, sondern teilweise nur gezielt modifiziert werden.

Grundlegend ist der Prozess der Spielentwicklung durch den Wechsel von Realisierungs- und Reflexionsphasen gekennzeichnet, in denen Spielprobleme und Unklarheiten wahrgenommen und anschließend Lösungsvorschläge umgesetzt werden (vgl. ebd.). Spiele weisen neben grundlegenden Schwierigkeiten im Spielablauf auch individuelle Ausführungsprobleme auf Seiten der Schüler auf. Diese werden durch die Optimierung motorischer Ausführungen verbessert. Dabei können neben der Lehrkraft auch andere Schüler Hilfestellung leisten und sich gegenseitig unterstützen. Dadurch, dass jeder Mitspielende die Spielentwicklung beeinflussen kann, kann das Spiel der Gruppe optimal angepasst werden. So können sowohl leistungsstarke als auch leistungsschwache Spieler ihr Können zeigen und ihre Fertigkeiten fördern. Die gemeinschaftliche Spielentwicklung nimmt demnach eine zentrale Rolle ein und die pädagogische Aufgabe des Spielens ist von Bedeutung (vgl. ebd., S. 94ff.).

5.1 Beispiel Indiaca

Der Spielgestaltungsprozess wird nun am Spiel Indiaca dargestellt. Dabei werden die einzelnen Schritte beschrieben und berücksichtigt.

Am Anfang einer Sportstunde zum Spiel Indiaca findet eine Erwärmungsphase statt, sodass die Muskeln und Gliedmaßen an die Bewegungsformen herangeführt werden und so Verletzungsmöglichkeiten minimiert werden. Neben normalen Laufübungen spielen sich die Schüler die Indiaca gegenseitig zu, ohne bestimmte Regeln zu beachten.

Zunächst erfolgt die Spielinitiierung. Die Schüler spielen sich ohne genauere Aufgaben, Regeln oder Einschränkungen die Indiaca über das Netz zu. Es handelt sich demnach um ein Spiel ohne Wettkampfcharakter. Anschließend wird den Schülern die Spieltechnik erklärt und es wird zwischen Angriffsschlag, Aufschlag und normalem Zuspielen unterschieden. Die Schüler spielen dann unter Einhaltung der Techniken und achten dabei auf ihre Körperhaltung sowie das Abwechseln der Schlagtechniken.

Dann wird das Spiel an die Bedürfnisse, Interessen und Voraussetzungen der Spielgruppe angepasst. Die Wettkampfregeln werden an dieser Stelle festgelegt und in einer Spielphase erprobt. Das Spiel erfolgt unter erleichterten Bedingungen und es können beispielsweise Vergrößerungen oder Verkleinerungen des Spielfeldes vorgenommen werden. Dabei werden mögliche Schwierigkeiten festgestellt und herausgefiltert, sodass in der anschließenden Intensivierungsphase je nach Spielniveau und Fähigkeiten der Schüler der Spielablauf intensiviert werden kann. Gibt es beispielsweise noch Probleme mit dem Positionswechsel, so kann dieser in der Spielphase konkret geübt werden. Eine weitere Übung wäre an dieser Stelle, dass drei Spielzüge innerhalb einer Mannschaft erfolgen müssen, bevor die Indiaca in das gegnerische Feld gespielt wird.

Zuletzt erfolgt die Variationsphase. Hier können Spielbedingungen und die Spielidee verändert und abgewandelt werden. So kann beispielsweise das Spielgerät die Indiaca gegen einen Ball ausgetauscht werden und dessen Einfluss beobachtet werden. An dieser Stelle kann bereits auf nachfolgende Unterrichtsthemen verwiesen werden und die Indiaca wird beispielsweise durch einen Volleyball ersetzt. Dadurch werden Ähnlichkeiten zwischen den Spielen entdeckt sowie die Übertragung von Spielregeln und Handlungsabläufen gefördert. Dadurch werden im besten Fall Übergänge zwischen den einzelnen Unterrichtsstunden und Thematiken geschaffen.

6 Fazit

Nachdem die Begriffe Spiel und Spielen anhand des Spiels Indiaca ausführlich dargestellt wurden, kann nun eine kompakte Zusammenfassung dargelegt werden. Das Spiel wird durch vielfältige Merkmale charakterisiert. Es kann von einem Spiel gesprochen werden, wenn es sich um eine freiwillige, offene, abgetrennte, unproduktive, geregelte und fiktive Tätigkeit handelt. Spielen wird zudem als eine ursprüngliche Form des Lernens und der Entwicklung angesehen, da auch in der Schule spielerisch Fertigkeiten und Fähigkeiten angeeignet werden, ohne dies bewusst zu tun. Besonders die Freiwilligkeit und Unverbindlichkeit sind zentrale Merkmale des Spiels, trotzdem haben sie einen pädagogischen Wert und erwecken in Schülern das Potenzial für bestimmte Bewegungen, Handlungen und zukünftige Situationen.

Wird nun noch einmal das Spiel Indiaca betrachtet, so basiert dieses auf dem Prinzip der Konkurrenz und des Wettkampfs. Dies kann als Grundstein angesehen werden, um als ein funktionierendes „Spiel um etwas" gedeutet zu werden. Das Überbieten und Bessersein als die gegnerische Mannschaft stehen dabei im Vordergrund, wobei das Spiel auch als „Spielen mit etwas" bezeichnet werden kann, da die Spielgruppen mit der Indiaca als Spielgerät spielen. Das Spiel ist durch Regeln und Wertungsmaßstäbe organisiert. Durch die verschiedenen Spielpositionen werden bestimmte Spielhaltungen und -bewegungen gefördert, sodass sich die Schüler individuell ausprobieren können. Das Spiel ist zudem sehr bewegungsreich und durch das Unvorhersehbare gekennzeichnet, was Spannung erzeugt. Die Sportart Indiaca weist somit alle Kriterien auf, um als Spiel bezeichnet werden zu können.

Auch der Spielgestaltungsprozess lässt sich gut auf Indiaca übertragen. Durch die individuelle Spielgestaltung werden Regelstrukturen an die Spielergruppen angepasst und entsprechen deren Voraussetzungen und Interessen. Das ständige Reflektieren der eigenen Spielbewegungen und -handlungen fördert die Eigenreflexion und die Selbstständigkeit der Schüler. Die Schüler lernen ein Spiel in dessen Grundstruktur und möglichen Abwandlungsformen kennen. Dabei können auch eigene Spielideen einbezogen und umgesetzt werden, wodurch sich die Schüler wiederum in einem Phantasierahmen befinden. Sie erschaffen Regeln, Rahmenbedingungen ohne Vorgaben und kreieren ein Spiel in ihrem Sinne. Impulse durch die Lehrkräfte können dabei hilfreich sein und gestalten das Spiel für die Schüler ansprechend. Durch gegenseitige Unterstützung im Spielprozess entwickeln die Schüler Empathie und ein Gefühl von Fairness, was sie auch in zukünftigen Situationen anwenden können.

Spielerisch werden zudem auch soziale Werte und Normen vermittelt. Durch das gemeinschaftliche Spielen wird das Zusammengehörigkeits- und Gemeinschaftsgefühl gestärkt und intensiv erlebt. Die Schule kommt so auch ihrer erzieherischen Funktion nach und leistet pädagogische Arbeit.

Literaturverzeichnis

Bietz, J. & Böcker, P. (2009). Spielen und Spiele spielen. In R. Laging (Hrsg.), *Inhalte und Themen des Bewegungs- und Sportunterrichts* (S. 108-136). Baltmannsweiler: Schneider Verlag.

Caillois, R. (1991). Definition und Einteilung der Spiele (1958). In H. Scheuerl (Hrsg.), *Das Spiel. Theorien des Spiels* (S. 157–165). Weinheim, Basel: Beltz.

CVJM (2018). *Indiaca. Spielregeln für den Bereich des CVJM Deutschland.* [https://www.cvjm.de/resources/ecics_73.pdf – letzter Zugriff am 27.03.2021].

Dietrich, K. (1980). *Spielen. Sportpädagogik,* 4 (1), (S. 13-19).

Fritz, J. (1993). *Theorie und Pädagogik des Spiels: eine praxisorientierte Einführung.* Weinheim: Juventa-Verl.

Göhner, U. (1979). *Bewegungsanalyse im Sport.* Schorndorf: Hoffmann.

Grimm, J. und W. (1983): *Deutsches Wörterbuch.* Leipzig: Hirzel.

Heimlich, U. (2001). *Einführung in die Spielpädagogik: eine Orientierungshilfe für sozial-, schul- und heilpädagogische Arbeitsfelder.* Bad Heilbrunn: Klinkhardt- Verl.

Hoppe,H. (1983). Pädagogische Funktionen und Implikationen des Kinderspiels. In K. J. Kreuzer. *Das Spiel unter pädagogischem, psychologischem und vergleichendem Aspekt.* (S.159-181). Düsseldorf: Schwann- Verl.

Huizinga, J. (1991). Das Spielelement der Kultur (1938). In H. Scheuerl (Hrsg.), *Das Spiel. Theorien des Spiels* (S. 142– 149). Weinheim, Basel: Beltz.

Weisenburger, M. (2004). *Indiaca. Das unbekannte Flugobjekt.* [https://www.dtb.de/fileadmin/user_upload/dtb.de/Sportarten/Indiaca/Lehrmaterial/Indiaca-Das-unbekannte-Flugobjekt.pdf – letzter Zugriff am 27.03.2021].